BEI GRIN MACHT SICH IHR WISSEN BEZAHLT

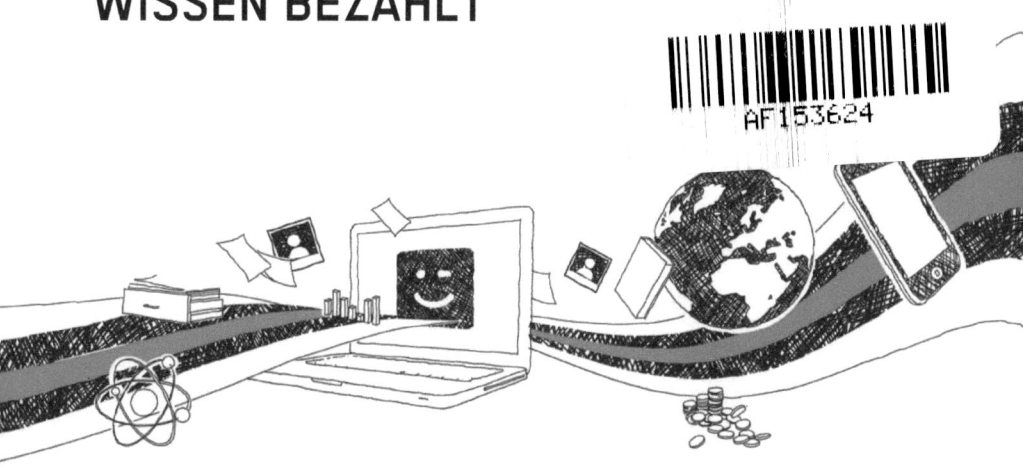

- Wir veröffentlichen Ihre Hausarbeit,
  Bachelor- und Masterarbeit

- Ihr eigenes eBook und Buch -
  weltweit in allen wichtigen Shops

- Verdienen Sie an jedem Verkauf

Jetzt bei www.GRIN.com hochladen und kostenlos publizieren

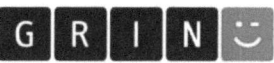

Impfpflicht in Deutschland. Chancen und Risiken

Johanna Becker

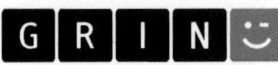

Bibliografische Information der Deutschen Nationalbibliothek:

Die Deutsche Nationalbibliothek verzeichnet diese Publikation in der Deutschen Nationalbibliografie; detaillierte bibliografische Daten sind im Internet über http://dnb.d-nb.de abrufbar.

ISBN: 9783346402349
Dieses Buch ist auch als E-Book erhältlich.

Das Buch bei GRIN: https://www.grin.com/document/1011132

FOM Hochschule für Ökonomie & Management

Standort Münster

Berufsbegleitender Studiengang:

Gesundheits- und Sozialmanagement

Sommersemester 2020

Hausarbeit

im Modul Gesundheitspolitik

Impfpflicht in Deutschland -

Chancen und Risiken

Johanna Becker

28.08.2020

Inhalt

Abkürzungs-, Abbildungs- und Tabellenverzeichnis

Abbildungen

Abkürzungen

BMG	Bundesministerium für Gesundheit
BVKJ	Berufsverband für Kinder- und Jugendärzte
FSME	Frühsommermeningoenzephalitis
G-BA	Gemeinsamen Bundesausschusses
GKV	gesetzlichen Krankenversicherung
HiB	Haemophilus influenzae Typ b
HPV	Humane Papillomviren
IfSG	Infektionsschutzgesetz
MMR	Mumps, Masern und Röteln
PEI	Paul-Ehrlich- Institut
RKI	Robert Koch-Institut
SI-RL	Schutzimpfungsrichtlinie
TBE	Tickborneencephalitis
WHO	Weltgesundheitsorganisation

1. Einleitung

Impfungen sind seit jeher ein kontrovers diskutiertes Thema. Mit Einführung der ersten Impfung, gab es bereits Bedenken von Impfgegnern, die heute wohl als eher absurd angesehen würden, wie beispielsweise die Befürchtung, dass durch Impfstoffe, welche von Tieren gewonnen wurden, auch tierische Charakterzüge auf den Menschen übertragen würden. Mit der ersten Impfpflichteinführung gegen die Pocken in Deutschland vergrößerte sich die Bewegung der Kritiker, die sich schon Ende des 19. Jahrhunderts in lokalen Impfzwanggegnervereinen organisierten.[1] Der Vorbehalt mancher Mitglieder galt hier aber nicht mehr den Impfungen an sich, sondern dem staatlich ausgeübten Zwang. Der Frankfurter Bakteriologen und Hygieniker Maximilian Neisser stellte bereits 1914 im Deutschen medizinischen Wochenblatt fest: "Es ist ja freilich recht schwer, heute genau zu definieren, was ein Impfgegner ist, und schon unter den Impfzwanggegnern gibt es allerhand Schattierungen. Unter diesen befinden sich die rabiatesten und unwissendsten Impfgegner, die nur aus Taktik Impfzwanggegner sind, indem sie die Beseitigung des Impfzwanges, also des Impfgesetzes, als ihr nächstes Ziel bezeichnen; andererseits gibt es Impfzwanggegner, die gut unterrichtet und keineswegs Impfgegner sind, die aber aus allgemeinen politischen, juristischen Gründen oder auf Grund ihrer allgemeinen Anschauung vom Leben im Staate den Zwang des Impfgesetzes ablehnen."[2] In der Medizingeschichte gilt die Elimination der Pocken als Erfolgsindikator für die Impfung. Es bleibt aber zu hinterfragen, ob dieser Meilenstein auch ohne die verpflichtende Immunisierung erreicht worden wäre. Es existieren noch viele andere gefährliche Infektionskrankheiten, die jedes Jahr erneut Todesopfer fordern und daher den Pocken in die Elimination folgen sollen. Die Diskussion um gesetzliche Impfpflichten hat in den 100 Jahren nicht an Aktualität verloren.

In dieser Hausarbeit soll genauer erläutert werden welche Vor- und Nachteile eine Impfpflicht in der heutigen Zeit in Deutschland birgt und ob sie dazu beitragen kann weitere Infektionskrankheiten zu beseitigen.

---

[1] Vgl. DAZ Deutsche Apotheker Zeitung (2019).
[2] Neisser, M. (1914).

2. Impfungen

2.1 Wirkungsweise

Eine Infektion durch Mikroorganismen lässt das Immunsystem in der Regel spezifische Antikörper gegen den Erreger aufbauen, sodass der Körper diese bei erneutem Kontakt erkennen und leicht unschädlich machen kann. Durch eine Impfung erhält der Körper diesen Schutz ohne eine erste tatsächliche Infektion und somit ohne teilweise schwere Krankheitssymptome und krankheitsbedingte Folgeschäden zu erleiden. Es werden zwei Formen der Impfung unterschieden.[3]

2.1.1 Passivimpfung

Passivimpfstoffe enthalten Antikörper gegen unterschiedliche Mikroorganismen und haben im Körper die gleiche Wirkung, als wären sie dort gebildet worden. Der entsprechende Immunschutz tritt direkt in Kraft, hält allerdings auch nur etwa 4 Wochen. Eine Passivimpfung wird seltener verabreicht, da sie nur in wenigen Situationen sinnvoll ist. Wird vermutet, dass sich die Erreger bereits im Körper befinden, ist diese Form des Impfens aber sehr sinnvoll und nützlich.[4]

2.1.2 Aktivimpfung

Ein Aktivimpfstoff enthält abgeschwächte oder tote Viren oder Bakterien. Das Immunsystem des Körpers wird daraufhin aktiv, um die Mikroorganismen zu bekämpfen. Es werden u.a. spezifische Gedächtniszellen und Antikörper gebildet, die den Körper vor einer richtigen Infektion schützen, da der Erreger ihm bereits bekannt ist und der entsprechende Schutz schon ausgebildet wurde. Die aktiven Impfstoffe werden i.d.R. parenteral in den menschlichen Organismus eingebracht, in wenigen Fällen werden sie auch als Schluckimpfung angeboten. Einige Impfungen bewirken eine lebenslange Sicherheit, bei den Totimpfstoffen muss der Schutz allerdings üblicherweise nach einigen Jahren aufgefrischt werden.[5]

---

[3] Vgl. o.V. Verband Forschender Arzneimittelhersteller e.V. (2020).
[4] Vgl. Schweitzer, R. (2011), S. 114 ff.
[5] Vgl. ebd.

2.2 Geschichtlicher Hintergrund

Die Immunisierung, wie man sie heute kennt wurde in westlichen Ländern bereits ab dem Jahr 1718 begonnen zu entwickeln. Man hatte sich in asiatischen Ländern abgeschaut, dass Menschen mit einer Pocken-Erkrankung das Sekret, bzw. die daraus gebildete Kruste entfernt wurde. Nicht an Pocken erkrankte Personen wurde das Sekret bzw. die Kruste eingebracht, sie erkrankten meist nur leicht und waren danach immun. In England wurde die Methode weiterentwickelt und versucht die Viruslast des zu verabreichenden Pockensekrets zu verringern. Es wurde auch beobachtet, dass Menschen, die an den Kuhpocken erkrankten nach durchgestandener Infektion nicht mehr an Pocken erkrankten. Ein direkter Zusammenhang konnte durch ein Experiment bestätigt werden. Der heute zum Teil noch gebräuchliche Begriff der Vakzination stammt aus dieser Zeit nach dem lateinischen Begriff vacca für Kuh. Später wurden weitere Impfstoffe entwickelt, teils mithilfe neuer wissenschaftlicher Entdeckungen im Bereich der Bakteriologie, teils auch ohne den Erreger genau zu kennen. Heute existieren Impfstoffe gegen 25 Erkrankungen.[6] Nachdem es 1870/71 zu einer Pockenepidemie in Deutschland mit etwa 125.000 Toten kam wurde die erste Impfpflicht erlassen. Die Pocken gelten laut WHO seit 1979 als ausgerottet, andere Erkrankungen konnten vor allem in westlichen Ländern erfolgreich verdrängt werden, bei wieder anderen wird noch an erfolgreichen Impfstoffen geforscht.[7]

---

[6] Vgl. DAZ Deutsche Apotheker Zeitung (2019).
[7] Vgl. ebd.

3. Gesundheitspolitische Organisation

Im deutsche Gesundheitssystem gibt es verschiedene Akteure, die man zu drei wesentlichen Ebenen zuordnen kann. Die Makroeben setzt sich aus den staatlichen Akteuren zusammen. Durch diese oberste Ebene werden Gesetze und Verordnungen verabschiedet und deren Einhaltung überwacht. Das Verhalten der Akteure der nachgeordneten Ebenen wird so reguliert. Die Mikroebene bilden Individualakteure, die, unter Einhaltung der gesetzlichen Vorschriften, Gesundheitsgüter nachfragen oder anbieten. Die mittlere Ebene besteht aus freien Organisationen und Institutionen, und aus Organisationen und Institutionen der Selbstverwaltung. Sie wird als Mesoebene bezeichnet.[8]

Das Bundesministerium für Gesundheit (BMG) ist als staatlicher Akteur der Makroebene zuzuordnen. Die wesentlichen Aufgaben des BMG liegen v.a. darin Gesetzesentwürfe, Rechtsverordnungen und Verwaltungsvorschriften zu erarbeiten. Außerdem hat das Ministerium die Rechtsaufsicht für die bundesunmittelbaren Verbände und Gremien der Selbstverwaltung in der Kranken und Pflegeversicherung. Die Förderung der Primärprävention und der Patientenrechte, sowie die Reform von kranken- und Pflegeversicherung gehören zu den zentralen Schwerpunkten. Dem BMG sind einige nachgeordnete Bundesbehörden angegliedert, die zur Erfüllung der genannten Aufgaben beitragen. Zu dem thematischen Rahmen der Hausarbeit sind dabei vor allem das Paul-Ehrlich-Institut (PEI) und das Robert Koch-Institut (RKI), die im Weiteren noch genauer beschrieben werden, zu benennen.[9]

3.1 Paul-Ehrlich-Institut

Das Paul-Ehrlich-Institut (PEI) ist zuständig für biomedizinische Arzneimittel und Impfstoffe. Es betreibt Forschung auf verschiedenen biomedizinischen Gebieten, genehmigt klinische Studien und ist für die Zulassung von Arzneimitteln verantwortlich. Es beschäftigt sich mit Themen, wie der Pharmakovigilanz und der Arzneimittelsichert und betreibt das Meldewesen für Blut- und Gewebezubereitungen. Das

---

[8] Vgl. Thomas Gerlinger, M. N. (2012a).
[9] Vgl. Thomas Gerlinger, M. N. (2012b).

PEI nimmt des Weiteren eine beratende Funktion von verschiedenen nationalen, sowie internationalen Gremien ein und informiert Patienten bzw. Verbraucher.[10] Die Experten der Immunologie-Abteilung sind u.a. zuständig für die Überwachung der Wirksamkeit, Sicherheit und Qualität der Impfstoffe. Die Entwicklung neuer Prüfungsmethoden, die naturwissenschaftliche Analyse antikörperhaltiger Arzneimittelchargen und deren Freigabe gehört dabei zu ihren zentralen Aufgaben.[11]

3.2 Robert Koch-Institut

Ein Bundesinstitut, welches sich im Wesentlichen um den Bereich der Krankheitsprävention und -überwachung kümmert, ist das Robert Koch-institut (RKI). Die Arbeit des RKI kann in zwei zentrale Bereiche unterteilt werden: Forschung und Beratung. In der biomedizinischen Forschung werden Daten zu Infektionskrankheiten, sowie zu nicht übertragbaren Krankheiten und biologischen Gefahren erhoben. Die Ermittlung umfasst insbesondere den Bereich „der epidemiologischen und medizinischen Analyse und Bewertung von Krankheiten mit hoher Gefährlichkeit, hohem Verbreitungsgrad oder hoher öffentlicher oder gesundheitspolitischer Bedeutung."[12] Die Beratung der Fachöffentlichkeit und den jeweilig zuständigen Bundesministerien, v.a. des BMG, sowie die Mithilfe bei der Entwicklung von Standards gehören ebenso zum Aufgabengebiet. Vermehrt betreibt das RKI auch Aufklärungsarbeit für die Öffentlichkeit zu Gesundheitsrisiken und -gefährdungen und nimmt damit eine Frühwarnfunktion ein.[13]

Das Fachgebiet 33: Impfprävention der Abteilung 3: Infektionsepidemiologie des RKI beschäftigt sich mit der Forschung und Überwachung von Infektionskrankheiten, vor denen eine Impfung schützen kann. Innerhalb der Forschung werden Surveillancedaten ausgewertet. Die Datenerhebung und Analyse umfasst u.a. Daten zu Ausbruchsgeschehen, Impfstatus und den epidemiologischen Auswirkungen der Impfprävention. Mittels der ausgewerteten Daten werden Eliminations- und Impfprogramme, Präventions- und Aufklärungsstrategien entwickelt und koordiniert.[14]

---

[10] Vgl. o.V. Paul-Ehrlich-Institut (o.J.2020b).
[11] Vgl. o.V. Paul-Ehrlich-Institut (o.J.2020a).
[12] o.V. Robert Koch-Institut (o.J.2020d).
[13] Vgl. o.V. Robert Koch-Institut (o.J.2020d); Vgl. o.V. Robert Koch-Institut (o.J.2020e).
[14] Vgl. o.V. Robert Koch-Institut (o.J.2020c).

3.3 Ständige Impfkommission

Eingerichtet wurde die ständige Impfkommission (STIKO) 1972 beim derzeitigen Bundesgesundheitsamt. 2001 wurde sie gesetzlich verankert und seit 2007 sind die Impfempfehlungen Grundlage für die Schutzimpfungsrichtlinie (SI-RL) des Gemeinsamen Bundesausschusses (G-BA). Ziel des unabhängigen Expertengremiums ist es die Impfstoffentwicklung und Impfempfehlungen bestmöglich an aktuelle Forschungserkenntnisse anzupassen. Informationen bezieht die STIKO dabei aus Fachliteraturanalyse und der Forschung des RKI, an welches sie angegliedert ist. Die zentrale Aufgabe der Kommission ist es Impfempfehlungen für Deutschland zu entwickeln. Relevant für die Entscheidungen sind aufbauend auf den Faktoren Wirksamkeit und Sicherheit, die Krankheitslast das individuelle Nutzen-Risiko-Verhältnis, aber insbesondere auch das für die Gesamtbevölkerung. Die STIKO hat als Mittel der Qualitätssicherung und Nachvollziehbarkeit ihrer Empfehlungen einen Standard für die methodische Vorgehensweise in Anlehnung an die evidenzbasierte Medizin entwickelt. Die Impfempfehlungen haben eine weitreichende Wirkung, da sie in die SI-RL aufgenommen, Pflichtleistung der gesetzlichen Krankenversicherung (GKV) werden und somit als eine reguläre Impfung für die Menschen in ganz Deutschland gilt. Der Prozess zur Erarbeitung ist komplex und benötigt neben der umfassenden Recherche mindestens zwei Personen, deren Bewertung unabhängig voneinander erfolgt. Die durchschnittliche Zeit zur Erarbeitung beträgt daher zwischen einem Jahr und drei Jahren. Dazu kommen noch etwa sechs Monate, in denen es die Möglichkeit gibt, dass betroffene Fachkreise Anmerkungen oder Einwände geltend machen können. Ein wesentlicher Aufgabenbereich der Kommission ist außerdem, wie Impfungen in der Gesellschaft implementiert und akzeptiert werden und wie die Maßnahmen der Impfprävention optimal evaluiert werden können.[15]

3.4 Infektionsschutzgesetz

Das Infektionsschutzgesetz (IfSG), welches am 01.01.2001 in Kraft trat, soll dazu dienen, dass Infektionen frühzeitig erkannt und vorgebeugt werden und außerdem die Ausbreitung verhindert wird. Es enthält neben allgemeinen Vorschriften Rege-

---

[15] Vgl. o.V. Robert Koch-Institut (o.J.2020f); o.V. Robert Koch-Institut (o.J.2020g).

lungen zur epidemiologischen Überwachung, zur Verhütung und Bekämpfung von Infektionskrankheiten, zur Vorgehensweise bei einer Epidemie und zum Infektionsschutz in bestimmten Unternehmen, Einrichtungen und bei bestimmten Personen. Außerdem beinhaltet es Vorschriften zu Wasser, welches für den menschlichen Gebrauch bestimmt ist, Vorgaben zum Umgang mit Krankheitserregern und gesundheitlichen Anforderungen für Personal mit Lebensmittelumgang. In den letzten Abschnitten werden außerdem Entschädigung, Kosten, Straf- und Bußgeldvorschriften, sowie Übergangsvorschriften geregelt.[16]

---

[16] Vgl. Deutscher Bundestag (2000).

4. Status Quo

4.1 Impfempfehlungen der STIKO

Es gibt bereits gegen eine Reihe von Krankheiten Impfungen, aber nicht alle sind laut den STIKO Empfehlungen für jeden notwendig. Es gibt Impfungen, die nur bei besonderen Umständen indiziert sind, wie beispielsweise ein erhöhtes Gefährdungsrisiko durch eine Reise oder die berufliche Tätigkeit.[17]

In der nachfolgenden Abbildung sind die Standardimpfungen für Säuglinge, Kinder und Erwachsene mit empfohlenen Zeitpunkten und Häufigkeiten abgebildet. Zusätzlich ist zu erkennen, welche Immunisierung eine Auffrischung erfordert und wann.

Abbildung 1: RKI - Impfkalender 2019/2020

Impfung	Alter in Wochen	Alter in Monaten						Alter in Jahren				
	6	2	3	4	11	12	15	5 - 6	9 - 14	15 - 16	ab 18	ab 60
Rotaviren	G1 ᵃ		G2	(G3)								
Tetanus ᵇ		G1		G2	G3 ᶜ			A1	A2		A *	
Diphtherie ᵇ		G1		G2	G3 ᶜ			A1	A2		A *	
Pertussis ᵇ		G1		G2	G3 ᶜ			A1	A2			A3 *
Hib ᵇ H.influenzae Typ b		G1		G2	G3 ᶜ							
Poliomyelitis ᵇ		G1		G2	G3 ᶜ				A1			
Hepatitis B ᵇ		G1		G2	G3 ᶜ							
Pneumokokken ᵇ		G1		G2	G3 ᶜ							S ᵍ
Menigokokken C						G1						
Masern					G1		G2			S ᶠ		
Mumps, Röteln					G1		G2					
Varizellen					G1		G2					
HPV Humane Papillomviren									G1 ᵈ G2 ᵈ			
Herpes zoster											G1 ʰ	G2 ʰ
Influenza												S (jährlich)

Erläuterungen

Empfohlener Impfzeitpunkt

G: Grundimmunisierung (in bis zu 3 Teilimpfungen G1-G3)

A : Auffrischimpfung

S: Standardimpfung

a	Erste Impfstoffdosis bereits im Alter von 6 Wochen, je nach verwendetem Impfstoff 2 bzw. 3 Impfstoffdoesen im Abstand von mind. 4 Wochen
b	Frühgeborene: zusätzliche Impfstoffdosis im Alter von 3 Monaten, d.h. insgesamt 4 Impfstoffdosen
c	Mindestabstand zu vorangegangenen Dosis: 6 Monate
d	Zwei Impfstoffdosen im Abstand von mind. 5 Mon., bei Nachholimpfungen im Alter > 14 J.oder bei Impfabstand < 5 Mon. ist zw. 1. und 2. Dosis eine 3. Dosis erforderlich
e	Td-Auffrischimpfung alle 10 Jahre. Nächste fällige Td-Impfung einmalig als Tdap bzw. bei entsprechender Indikation als Tdap-IPV-Kombinationsimpfung
f	Einmalige Impfung mit einem MMR-Impfstoff für alle nach 1970 geb. Pers. ≥ 18 Jahre mit unklarem Impfstatus, ohne Impfung oder mit nur einer Impfung in der Kindheit
g	Impfung mit dem 23-valenten Polysaccharid-Impfstoff
h	Zweimalige Impfung mit dem adjuvantierten Herpes-zoster-Totimpfstoff im Abstand von mind 2 bis max. 6 Mon.

Quelle: (In Anlehnung an: Robert Koch-Institut 20.08.20)

---

[17] Vgl.o.V. Robert Koch-Institut (20.08.20), S. 7

Links in der Tabelle sind die Krankheiten bzw. Krankheitserreger zu lesen, gegen die eine Impfung als Standard empfohlen wird. Die Grundimmunisierung findet in der Regel im Säuglings- bzw. Kindesalter in bis zu drei Teilimpfungen statt, außer bei der Impfung gegen Humane Papillomaviren und gegen Herpes zoster. Für die Immunisierung gegen Tetanus, Diphtherie, Pertussis und Poliomyelitis sind Auffrischungsimpfungen erforderlich. Gegen Pneumokokken ist die Impfung sowohl im Kindesalter als auch wieder ab dem 60. Lebensjahr empfehlenswert. Die Impfung gegen Influenza wird laut STIKO erst ab dem 60. Lebensjahr als Standardimpfung empfohlen. Eine Besonderheit bildet die Masernimpfung, bei der die Grundimmunisierung im Kindesalter stattfinden sollte; die Impfung wird ab der oben abgebildeten Impfkalenderversion 2019/2020 ab dem 18. Lebensjahr erneut empfohlen bei Personen die nach 1970 geboren wurden und die Immunisierung im Kindesalter nicht oder nur einmalig erhalten haben oder deren Impfstatus nicht klar vorliegt. Diese neue Empfehlung basiert auf dem Ziel der Weltgesundheitsorganisation (WHO) die Masern im europäischen Raum zu eliminieren. Sollte, bei von außerhalb eingebrachten Infektionen keine weiteren Übertragungen mehr stattfinden können, gilt das Ziel, welches auch von Deutschland mitgetragen wird als erreicht.[18]

Es existieren für einige weitere Erkrankungen Impfstoffe, die nur in bestimmten Fällen von der STIKO empfohlen werden. Die Indikation wird hier nochmal unterschieden in ein individuell, beruflich oder reisebedingt erhöhtes Expositionsrisiko. Zu den Empfehlungen für das individuell erhöhte Risiko zählen z.B. Immunisierungen gegen Frühsommermeningoenzephalitis (FSME) und andere Tickborneencephalitis- (TBE)-Subtypen, sowie Hepatitis A. Individuelle Gründe können beispielsweise bestimmte Grunderkrankungen, insbesondere solche mit Immundefizienz, ein bestimmtes Sexualverhalten, Schwangerschaft oder Kontakt zu bestimmten Personengruppen sein. Aufgrund erhöhten beruflichen Risikos werden beispielsweise Impfungen gegen Gelbfieber, Hepatitis A und B, gegen Mumps, Masern und Röteln und Tollwut empfohlen. Berufe mit einer erhöhten Expositionswahrscheinlichkeit für einige Erkrankungen sind z. B. Laborpersonal, Gesundheitspersonal im human- und veterinärmedizinischen Bereich und Personal, welches in Gemeinschaftseinrichtungen für bspw. Flüchtlinge oder Asylbewerber tätig ist. Durch eine

---

[18] Vgl. o.V. World Health Organization (2003); o.V. Robert Koch-Institut (20.08.20), S. 5 ff.

Reise kann je nach Destination ebenfalls ein erhöhtes Expositionsrisiko für bestimmte Erkrankungen entstehen. Die STIKO empfiehlt hier ggf. Impfungen gegen Cholera, FSME und andere TBE-Subtypen, Gelbfieber, Hepatitis A und B, Influenza, Japanische Enzephalitis, Meningokokken-Infektionen, Tollwut und Typhus.[19]

4.2 Impfstatuts der deutschen Bevölkerung

Das RKI koordiniert zur Datenerfassung, in Kooperation mit allen 17 Kassenärztlichen Vereinigungen seit 2004 das Projekt KV-Impfsurveillance. Weitere regelmäßige Daten ergeben sich nur noch aus den Schuleingangsuntersuchungen. Das Projekt wurde ins Leben gerufen, da kein einheitliches Datenerhebungssystem zum Impfstatus in Deutschland besteht.[20]

Da, wie bereits beschrieben die Grundimmunisierung größtenteils im Kindesalter stattfinden und ab dem 18. Lebensjahr vorwiegend Auffrischungsimpfungen durchgeführt werden, ist es bei Betrachtung der Daten zum Impfstatus der Bevölkerung sinnvoll zwischen dem Kindes- und Erwachsenenalter zu unterscheiden.

Insgesamt ergab die Auswertung der gesamten Daten aus dem KV-Impfsurveillance-Projekt und aus den Schuleingangsuntersuchungen zum Impfstatus von Kindern und Jugendlichen in Deutschland, das nationale sowie internationale Impfziele bei keiner empfohlenen Schutzimpfung erreicht werden konnten. Defizite liegen sowohl beim korrekten Zeitpunkt von Impfungen, als auch beim rechtzeitigen Abschließen der Impfserien. Es bestehen außerdem starke regionale Unterschiede bei den Impfquoten. Die noch neueren Impfempfehlungen (seit 10-15 Jahren im Impfkalender verzeichnet), gegen Varizellen, Pneumokokken, Meningokokken C und Rotaviren verzeichnen einen leichten Anstieg der Impfquoten, ebenfalls bei der Masern-Mumps-Röteln-, Hepatitis B Impfung und der HPV Impfung bei Mädchen. Ein Stillstand ist bei den Impfungen gegen HiB und Poliomyelitis zu erkennen und bei der Immunisierung gegen Diphtherie, Tetanus und Pertussis ein leichter Rückgang. Der allgemeine Impfstatus zum Zeitpunkt der Einschulung wird auf ein gutes Niveau geschätzt, zeigt aber auch in allen Bereichen Impflücken. Die gesteckten

---

[19] Vgl. o.V. Robert Koch-Institut (20.08.20), S. 8 ff.
[20] Vgl. o.V. Robert Koch-Institut (2020b).

Ziele, wie beispielsweise das Risiko der Weiterverbreitung von eingeschleppten Polioviren in der seit 2002 von der WHO also poliofrei zertifizierten Europäischen Region durch eine Impfquote von mindestens 95% weitestgehend zu eliminieren wird nicht erreicht. Ähnlich ist es bei der Immunisierung gegen Masern. Die gewünschten 95% werden zwar für die erste Impfung erreicht, die Quote für die zweite Impfung liegt allerdings beim Schuleingang bei nur 93,1%.[21]

Die Datenlage für Impfquoten bei Erwachsenen ist dünner, da hier nur eine Erfassung durch das KV-Impfsurveillance-Projekt erfolgte und innerhalb des Projekts noch nicht aus allen KV-Regionen validierte Daten vorlagen. Die Datenanalyse zeigt aber bereits Trends und Entwicklungen auf. Insgesamt ist auch in der Altersgruppe der ab 60-Jährigen die Inanspruchnahme von Impfungen gegen Influenza und Pneumokokken gemessen an den gesteckten Zielen zu gering. Die Inanspruchnahme der Masernimpfung der ab 18-Jährigen lag einige Jahre nach Bekanntgabe der Empfehlung jährlich etwa bei 1%, sie stieg kurzzeitig auf 1,5% im Jahr 2015 an, was auf größere Masern-Ausbrüche zu dem Zeitpunkt zurückzuführen ist. Die Masern-Impfinzidenz sank danach wieder ab und wurde auch für 2018 bei unter 1% erwartet.[22]

4.3 Masernschutzgesetz

Mit dem Gesetz für den Schutz vor Masern und zur Stärkung der Impfprävention, kurz auch Masernschutzgesetz, welches am 01.03.2020 in Kraft trat, gab es bedeutsame Änderungen des IfSG bezüglich Impfungen. In Abschnitt 4, in dem man Regelungen zur Verhütung von übertragbaren Krankheiten findet, wurden bei § 20 Schutzimpfungen und andere Maßnahmen der spezifischen Prophylaxe sieben neue Absätze (8-14) hinzugefügt. Sie beinhalten Vorschriften zu einer verpflichtenden Masernimmunisierung nach RKI-Richtlinien für bestimmte Personengruppen. Laut dem Gesetz müssen alle Personen, die nach dem 31.12.1970 geboren wurden eine Immunität oder ausreichenden Impfschutz ab Vollendung des ersten Lebensjahres aufweisen, wenn sie in Gemeinschaftseinrichtungen, wie Kindertageseinrichtungen, Kinderhorten, Schulen oder sonstigen Ausbildungseinrichtungen betreut werden oder bereits vier Wochen in einem Heim oder einer Gemein-

[21] Vgl. Rieck, T. u. a. (2020), S. 1 ff.
[22] Vgl. Rieck, T. u. a. (2019), S. 1 ff.

schaftseinrichtung für Asylbewerber oder Flüchtlinge betreut wurden. Außerdem jene Personen, die in den genannten Einrichtungen oder in Krankenhäusern tätig sind. Ausgeschlossen von dieser Vorschrift sind nur Personen, die aufgrund einer medizinischen Kontraindikation keine Impfung erhalten dürfen. Der Nachweis über den Impfschutz oder die Immunität muss der Leitung vor Beginn der Betreuung oder Tätigkeit vorliegen. Menschen, die zum Zeitpunkt der Gesetzesänderung bereits in den genannten Einrichtungen betreut werden oder tätig sind, müssen den Nachweis bis spätestens zum 31.07.2021 nachreichen.[23]

Diese Änderungen sind gravierend, da nun eine Impfpflicht bezüglich der Masernschutzimpfung besteht und jeder, der sich vorsätzlich oder aus Fahrlässigkeit nicht an das Gesetz hält eine Ordnungswidrigkeit begeht und dementsprechend mit einer Sanktion zu rechnen hat. Da in Deutschland eine Schulpflicht für jedes Kind ab dem 5-7. Lebensjahr besteht und somit an einer, den im Masernschutzgesetz genannten Einrichtungen zugehörige Einrichtung betreut wird, muss spätestens zu diesem Zeitpunkt die Masernschutzimpfung durchgeführt werden.[24]

Sollte der Nachweis beispielsweise für ein schulpflichtiges Kind nicht erbracht werden, da es keine Schutzimpfung erhalten hat, können neben oder alternativ zu Bußgeldern auch ein Zwangsgeld verhängt werden. Zwangsgeimpft, also gegen den eigenen Willen bzw. den der Eltern kann das Kind aber nicht werden.[25]

---

[23] Vgl. Deutscher Bundestag (o.J.2020).
[24] Vgl. ebd.
[25] Vgl. o.V. Bundesgesundheitsministerium (o.J.2020).

5. Impfpflicht in Deutschland

Die nachfolgende Argumentation handelt nicht von den Vor- oder Nachteilen der Masern-Impfung an sich. Die medizinische Evidenz der Impfeffektivität ist nachgewiesen. Die Gegenüberstellung der Argumente dient der Diskussion, ob eine Impfpflicht als Maßnahme zur Masernbekämpfung sinnvoll ist. Die evidenzbasierte Impfeffektivität und das übergreifende Ziel, die Menschheit vor ansteckenden Infektionskrankheiten zu schützen, sollen dabei als Grundannahmen gelten. Für die wünschenswerte Elimination der Masern hat die Weltgesundheitsorganisation (WHO) den Indikator einer Immunität von 95% der Bevölkerung als essenziell herausgestellt, da die Infektionsketten dann schnell unterbrochen würden.[26] Im Folgenden soll erörtert werden, ob eine Impfpflicht bei dem auch von Deutschland angestrebten Vorhaben der Masernelimination zielführend ist. Es wurde sich für das Beispiel der Masern entschieden, da in Deutschland seit kurzem eine Masernimpfpflicht besteht und den Recherchen zufolge die Datenlage am dichtesten ist. Im Fazit wird darauf eingegangen, inwieweit man auf dieser Grundlage induktiv Rückschlüsse auf eine allgemeine Impfpflicht aller empfohlenen Impfungen ziehen kann.

---

[26] Vgl. o.V. World Health Organization (2012), S. 13.

5.1 Masernerkrankung

Die Masern, welche durch Masern-Viren ausgelöst werden, zählen zu den ansteckendsten Infektionskrankheiten. Die Übertragung findet durch direkten menschlichen Kontakt oder Tröpfcheninfektion statt. „Masernviren wurden noch nach 2 Stunden in der Luft eines Raumes nachgewiesen, in dem sich ein an Masern Erkrankter aufgehalten hatte. Personen, die sich in den gleichen Räumen aufgehalten hatten wie ein an den Masern Erkrankter, infizierten sich mit Masern, ohne dass ein direkter Kontakt stattgefunden hatte."[27] Die Inkubationszeit liegt etwa bei zwei Wochen und ansteckend sind infizierte Personen etwa acht Tage lang, vier Tage vor und vier Tage nach Auftreten des Hautausschlages. Typische Symptome bei Masern sind hohes Fieber, Husten, Schnupfen, Bindehaut- und Nasen-Rachen-Raum-Entzündungen. Nach einigen Tagen bildet sich auf der Haut der Masern typische Ausschlag, welcher sich durch bräunlich-rosafarbenen Flecken mit meist späterer Schuppung auszeichnet. Die Masernerkrankung führt zu einer vorrübergehenden Immunschwäche, was bedeutet, dass die Immunabwehr gegen andere Erreger vermindert ist. So können Komplikationen, wie Diarrhoe, Otitis media und Pneumonie auftreten. Die Enzephalitis ist eine weitere mögliche Komplikation, die nur bei 0,1% der Masernfälle auftritt, aber mit einer Letalität von 10-20% und einer 20-30 prozentigen Wahrscheinlichkeit von Folgeschäden als sehr gefährlich eingestuft werden kann. In 4-11 Fällen pro 100.000 Masernerkrankungen kommt es zur subakute sklerosierende Panenzephalitits, welche etwa 6-8 Jahre nach der eigentlichen Infektion auftritt und deren Verlauf immer tödlich endet. Laut der Daten der Todesursachenstatistik sterben in Deutschland 3-7 Personen pro Jahr aufgrund einer Infektion mit dem Masern-Virus.[28]

5.2 Vorteile und Chancen

Die hohe Gefahr für Ansteckungen und schwerwiegenden Folgen, die Anzahl von 430 gemeldeten Masernausbrüche von 2014 bis 2018 und das gesteckte Ziel der Masernelimination geben dem deutschen Staat, für den sich aus dem Grundgesetz

---

[27] o.V. Robert Koch-Institut (2020a).
[28] Vgl. o.V. Bundeszentrale für gesundheitliche Aufklärung (2018a); o.V. Robert Koch-Institut (2020a).

eine Fürsorgepflicht ableiten lässt Handlungsbedarf. Bereits im Juni 2015 wurde ein Aktionsplan zur Elimination von Masern und Röteln herausgegeben. Festzustellen war allerdings, dass die bisher getroffenen Maßnahmen nicht zur der gewünschten Impfquote von 95% geführt haben. Die Einführung der gesetzlichen Impfpflicht soll nun zur Erreichung der Quote dienen.[29] Da Kinder in Deutschland ab einem Alter von 5-7 Jahren der Schulpflicht unterstehen und der Schulbesuch wiederum den Nachweis einer Masernimmunität erfordert, wird geschlussfolgert, dass die Impfquote damit ansteigen wird. Laut einer regelmäßig erhobenen Studie der Bundeszentrale für gesundheitlichen Aufklärung gaben 2018 52% der Eltern als Grund ihr Kind nicht geimpft zu haben an, dass das Kind zum Impfzeitpunkt einen Infekt hatte, wobei die Hälfte dieser Eltern sich zum Thema Impfen als eher befürwortend eingeteilt hat. Weitere 6% der Eltern, die dem Impfen grundsätzlich positiv gegenüberstehen, haben angegeben, dass sie eine Impfung vergessen hätten und nochmal weiteren 3% war es aus zeitlichen oder organisatorischen Gründen nicht möglich zum Arzt zu gehen.[30] Es ist davon auszugehen, dass diese Eltern mit Einführung der Impfpflicht ihre Kinder spätestens beim Eintritt in die Schule impfen lassen würden, da sie nicht generell gegen Impfungen sind und keine Sanktionen in Kauf nehmen würden.

Gegen die Impfpflicht wurde unter anderem argumentiert, dass sie ein Eingriff in das Grundrecht der körperlichen Unversehrtheit nach Artikel 2 des Grundgesetzes darstellt und somit nicht damit vereinbar wäre. Dieses Argument wird allerdings entkräftet, da das Grundgesetz in Artikel 2 Absatz 2 Satz 3 eine Beschränkung des Grundrechtes auf körperliche Unversehrtheit bei einer verhältnismäßigen Rechtfertigung vorsieht. Im Medizinrecht wird die Rechtfertigung auf Basis von wissenschaftlichen Erkenntnissen, dass sich für Masern-Impfstoffe eine uneingeschränkt positive Nutzen-Risiko-Bewertung ergibt als verhältnismäßig angesehen und lässt damit die Impfpflicht als Maßnahme zu.[31]

Eine Impfpflicht würde außerdem zur Ausbildung einer sog. Herdenimmunität beitragen. Wenn sich ausreichend viele Menschen impfen lassen, trägt das dazu bei, dass auch Menschen, die aufgrund von beispielsweise medizinischen Gründen

---

[29] Vgl. o.V. Bundesgesundheitsministerium (o.J.2020).
[30] Vgl. o.V. Bundeszentrale für gesundheitliche Aufklärung (2018b), S. 149 ff.
[31] Vgl. Schaks, N., Krahnert, S. (2015), S. 864 ff.; D. Mentzer, H. Meyer, Dr. B. Keller-Stanislawski (2013).

keine Impfung erhalten können vor der Erkrankung geschützt werden. Sollte also in Deutschland das Ziel der Masern-Impfquote von 95% erreicht sein, ist es wichtig diese Quote auch beizubehalten, damit sich das Virus bei einer möglichen Einschleppung von außen nicht ungehindert ausbreiten kann. Besonders in Gemeinschaftseinrichtung ist die Ansteckungsgefahr durch die Ansammlung vieler Menschen auf relativ engem Raum sehr hoch. Das Masernschutzgesetz mit der enthaltenden Impfpflicht zielt daher vor allem auf die Betreuten und das Personal dieser Gemeinschaftseinrichtungen ab.[32]

Auch der Berufsverband für Kinder- und Jugendärzte (BVKJ) spricht sich für eine Impfpflicht aus und führt dabei die staatliche Fürsorgepflicht des Artikel 24 der UN-Kinderrechtskonvention ins Feld welches das Recht jedes Kindes auf ein Höchstmaß an Gesundheit gewährleistet. Der BVKJ sieht dieses Recht bei Nicht-Impfung von Kindern gefährdet da dann „Eltern nicht alles tun, um ihre Kinder vor gefährlichen Erkrankungen zu schützen."[33] Des Weiteren wird darauf hingewiesen, dass es bereits eine Pockenimpfpflicht gab und diese zur Ausrottung der Pocken beigetragen hat. Als letztes Argument gibt Wolfram Hartmann, der Präsident des BVKJ an, dass die Impfpflicht auch in anderen Ländern als Maßnahme zu Erfolg geführt habe.[34] Tatsächlich belegen die Zahlen, dass zum Beispiel in Italien nach Einführung der Impfpflicht für zehn Krankheiten, darunter auch Masern die Masernimpfquote um 2,9 % gestiegen ist und auch die in Belgien eingeführte Impfpflicht gegen Poliomyelitis positive Auswirkungen hatte.[35]

5.3 Gegenargumente und Kritik

Als wichtigste Kritik bei der Recherche hat sich die Stellungnahme des deutschen Ethikrates zur Impfpflicht gezeigt, der sich auch für eine Erhöhung der Masernimpfquote, aber nicht für die Impfpflicht als passenden Maßnahme ausspricht. Nach Empfehlung des Ethikrates sollten zunächst niedrigschwellige Aufklärungs- und Impfangebote ausgebaut, ein nationales Impfregister eingeführt und ein Erinnerungssystem in Haus- und Kinderarztpraxen implementiert werden. Dafür sprechen

[32] Vgl. o.V. Bundeszentrale für gesundheitliche Aufklärung (o.J.2020).
[33] Deutscher Ärzteverlag GmbH, Redaktion Deutsches Ärzteblatt (2013).
[34] Vgl. ebd.
[35] Vgl. o.V. Deutscher Bundestag (2019), S. 7 ff.

auch die Ergebnisse der bereits erwähnten Studie der Bundeszentrale für gesundheitlichen Aufklärung von 2018, wonach ein Grund für die Hälfte der befragten Eltern ihr Kind nicht geimpft zu haben dass das Kind zum Zeitpunkt krank war oder in 6% der Fälle der Impftermin vergessen wurde. Eine schlichte Erinnerung an den verpassten Impftermin, ob durch Vergessen oder Verschiebung aufgrund Krankheit als Grund würde wohl zu einer Zunahme der Impfungen führen. Zumal als häufigstes Impfhindernis bei Erwachsenen, welche die gesetzliche Masern-Impfpflicht, sowieso nur in geringen Teilen rinbezieht, mit 42% das Vergessen oder Verpassen des Impftermins angegeben wird. Die Impfquote würde wahrscheinlich, v.a. da die Impflücke in der volljährigen Bevölkerung gravierender ist, mehr von Erinnerungen als von der jetzigen Impfpflicht profitieren.[36]

Ein weiterer wichtiger Punkt ergibt sich, wenn man sich die Impfquoten anderer Länder anschaut. In Schweden und Norwegen beispielsweise, wird die Quote von 95% ganz ohne Zwang erreicht.[37] Dass solche Quoten also auch mit milderen Mitteln als der Impfpflicht erreicht werden können ist damit bewiesen.

Schaut man sich außerdem die Länder der europäischen Region an und vergleicht die Impfquoten, wie es in einer Studie des Sabine Vaccine Institute gemacht wurde, so erkennt man, dass die Impfquoten in keinem Zusammenhang mit den gesetzlichen Vorgaben stehen. Die höchsten Quoten erreichen sowohl Länder mit einer verbindlichen Immunisierung mit zuverlässiger Überwachung und Nachverfolgung, als auch Länder, bei denen Impfungen lediglich empfohlen und rein freiwillig sind.[38]

Der Ärzte für die individuelle Impfentscheidung e.V. äußern Bedenken, dass die Impfpflicht das sensible Verhältnis zwischen Arzt und Patient, bzw. Eltern des Patienten unwiederbringlich und zum Negativen verändern könnte. Der Arzt würde als Ausführender der staatlichen Vorgabe, insbesondere für Eltern, die ihr Kind nicht impfen lassen wollen, nicht mehr als Vertrauensperson gesehen werden. Er müsste außerdem als eine, sich dem Wohl der Patienten verschrieben Person gegen

[36] Vgl. o.V. Deutscher Ethikrat (2019), S. 85 ff.; o.V. Bundeszentrale für gesundheitliche Aufklärung (2018b), S. 149 ff.
[37] Vgl. o.V. World Health Organization (2020).
[38] Vgl. o.V. Sabin Vaccine Institute (2018), S. 16 ff.

den eigentlichen Willen eines sonst mündigen Patienten bzw. dessen Eltern handeln, was zu einem innerlichen Konflikt führen könnte.[39]

Es muss auch davon ausgegangen werden, dass sich ein Teil der Bevölkerung der Impfung verweigern wird, einzig weil sie nun zur Pflicht geworden ist. Es könnte Eltern geben, die auch Sanktionen hinnehmen würden und deren folgende Entscheidungen andere Impfungen zu erhalten negativ beeinflusst wird, weil sie die tief in die Grundrechte eingreifende Maßnahme nicht akzeptieren und so ihren Protest zeigen.[40]

[39] Vgl. Marks, R. (o.J.2020).
[40] Vgl. Steffen Rabe (2019), S. 220

6. Fazit

Nach der Abwägung der Argumente für und gegen eine Impfpflicht lässt sich sagen, dass die Rechtfertigung einer in die Grundrechte eingreifende Impfpflicht vor anderen milderen Maßnahmen zu bezweifeln ist. Im Vergleich mit anderen Ländern ist deutlich zu erkennen, dass das Ziel der Masernimpfquote von 95% auch anders zu erreichen ist. Die Entscheidung der Bundesregierung eine Impfpflicht einzuführen, die zwar rechtlich mit dem Grundgesetz vereinbar ist, aber auch einige negative Nebenwirkungen mit sich bringt, ist fragwürdig. Der Großteil der Argumente gilt dabei nicht nur für eine Masernimpfpflicht, sondern könnte ebenso bei allen anderen vom Staat auferlegten Impfpflichten Diskussionsgrundlage sein.

Zum einen werden im jetzigen Masernschutzgesetz Erwachsene, bei denen nachweislich eine Impflücke besteht kaum eingeschlossen, und zum anderen wird bei Kindern der Impfnachweis an den Schulbesuch gekoppelt, wozu offizielle ethische Einwände vorliegen. Da es in Deutschland kein einheitlich umfassendes System für die Erhebung von Impfdaten gibt, wäre es wünschenswert zunächst ein nationales Impfregister einzuführen um eine verbesserte Datenerfassung als Grundlage für weitreichende Entscheidung, wie die der Einführung einer Impfpflicht vorzuweisen. Zu diskutieren wäre eine rein berufsbezogene Impfpflicht, da das Infektionsrisiko und das Risiko der Weitergabe der Infektion an Dritte, zum Teil besonders anfälliger Personen in Gemeinschaftseinrichtungen erhöht ist. Die Berufswahl findet außerdem freiwillig statt und es ist davon auszugehen, dass sich der erhöhten Verantwortung der Berufe bei der Tätigkeitswahl bewusst gewesen ist.

7. Literaturverzeichnis

o.V. Bundesgesundheitsministerium (o.J.2020): Warum brauchen wir eine gesetzliche Impfpflicht gegen Masern? URL: https://www.bundesgesundheitsministerium.de/impfpflicht/faq-masernschutzgesetz.html, Abruf am 23.08.2020

o.V. Bundeszentrale für gesundheitliche Aufklärung (2018a): Masern. URL: https://www.infektionsschutz.de/erregersteckbriefe/masern.html, Abruf am 27.08.2020

o.V. Bundeszentrale für gesundheitliche Aufklärung (2018b): Infektionsschutzstudie 2018

o.V. Bundeszentrale für gesundheitliche Aufklärung (o.J.2020): Herdenimmunität. URL: https://www.impfen-info.de/wissenswertes/herdenimmunitaet.html, Abruf am 22.08.2020

D. Mentzer, H. Meyer, Dr. B. Keller-Stanislawski (2013): Sicherheit und Verträglichkeit von monovalenten Masern- und kombinierten Masern-, Mumps-, Röteln- und Varizellenimpfstoffen, in: Bundesgesundheitsblatt - Gesundheitsforschung - Gesundheitsschutz, Nr. 9/2013

DAZ Deutsche Apotheker Zeitung (2019): Medizingeschichte: Geschichte der Schutzimpfung, Nr. 17, S. [76]

Deutscher Ärzteverlag GmbH, Redaktion Deutsches Ärzteblatt (2013): Ein Pro und Contra zur Impfpflicht. URL: https://www.aerzteblatt.de/nachrichten/55073/Ein-Pro-und-Contra-zur-Impfpflicht (, Abruf am 27.08.2020)

Deutscher Bundestag (2000): Gesetz zur Verhütung und Bekämpfung von Infektionskrankheiten beim Menschen (Infektionsschutzgesetz - IfSG) - IfSG, 2000

o.V. Deutscher Bundestag (2019): Ausarbeitung Impfpflichten im Ausland

Deutscher Bundestag (2020): Gesetz für den Schutz vor Masern und zur Stärkung der Impfprävention - Masernschutzgesetz

o.V. Deutscher Ethikrat (2019): Impfen als Pflicht? Stellungnahme

Marks, R. (o.J.2020): Die Impfpflicht - (Zwischen-) Menschliches. URL: https://www.individuelle-impfentscheidung.de/impfpflicht/die-impfpflicht-zwischen-menschliches.html, Abruf am 21.08.2020

Neisser, M. (1914): Bemerkungen zum „Pocken-Prozeß Spohr-Bachem", in: DMW - Deutsche Medizinische Wochenschrift, 40. Jg., Nr. 25, S. 1273–1276

o.V. Paul-Ehrlich-Institut (o.J.2020a): Immunologie. URL: https://www.pei.de/DE/institut/organisation/abteilung-immunologie/3-node.html, Abruf am 21.08.2020

o.V. Paul-Ehrlich-Institut (o.J.2020b): Institut - Aufgaben. URL: https://www.pei.de/DE/institut/aufgaben/aufgaben-node.html, Abruf am 21.08.2020

Rieck, T., et al. (2019): Inanspruchnahme von Impfungen bei Erwachsenen aus Daten der KV-Impfsurveillance 2019

Rieck, T., et al. (2020): Impfquoten von Kinderschutzimpfungen in Deutschland – aktuelle Ergebnisse aus der RKI-Impfsurveillance, Robert Koch-Institut

o.V. Robert Koch-Institut (20.08.20): Epidemiologisches Bulletin 34/2020 - Empfehlungen der Ständigen Impfkommission beim Robert Koch-Institut 2020/2021

o.V. Robert Koch-Institut (2020a): Antworten auf häufig gestellte Fragen zur Schutzimpfung gegen Masern. URL: https://www.rki.de/SharedDocs/FAQ/Impfen/MMR/FAQ_Uebersicht_MSG.html?nn=2375548, Abruf am 27.08.2020

o.V. Robert Koch-Institut (2020b): RKI - Impfquoten. URL: https://www.rki.de/DE/Content/Infekt/Impfen/Impfstatus/impfstatus_node.html, Abruf am 23.08.2020

o.V. Robert Koch-Institut (o.J.2020c): RKI - Fachgebiet 33 Impfprävention. URL: https://www.rki.de/DE/Content/Institut/OrgEinheiten/Abt3/FG33/FG33_node.html, Abruf am 19.08.2020

o.V. Robert Koch-Institut (o.J.2020d): RKI - Institut. URL: https://www.rki.de/DE/Content/Institut/institut_node.html, Abruf am 19.08.2020

o.V. Robert Koch-Institut (o.J.2020e): RKI - Leitbild. URL: https://www.rki.de/DE/Content/Institut/Leitbild/Leitbild_node.html, Abruf am 19.08.2020

o.V. Robert Koch-Institut (o.J.2020f): RKI - Ständige Impfkommission. URL: https://www.rki.de/DE/Content/Kommissionen/STIKO/stiko_node.html, Abruf am 19.08.2020

25

o.V. Robert Koch-Institut (o.J.2020g): RKI - Aufgaben und Methodik. URL: https://www.rki.de/DE/Content/Kommissionen/STIKO/Aufgaben_Methoden/m ethoden_node.html, Abruf am 21.08.2020

o.V. Sabin Vaccine Institute (2018): Legislative Landscape Review: Legislative Approaches to Immunization Across the European Region

Schaks, N., Krahnert, S. (2015): Die Einführung einer Impfpflicht zur Bekämpfung der Masern. Eine zulässige staatliche Handlungsoption, in: Medizinrecht, 33. Jg., Nr. 12, S. 860–866

Schweitzer, R. (2011): Die Heilpraktiker-Akademie. Hämatologie, Immunologie und Mikrobiologie, Urban Fischer Verlag - Lehrbücher, s.l. 2011

Steffen Rabe (2019): Wider eine Impfpflicht in Deutschland – eine Streitschrift, in: ZFA, Nr. 5/2019

Thomas Gerlinger, M. Noweski (2012a): Institutionen und Akteure im Gesundheitswesen, in: Bundeszentrale für politische Bildung

Thomas Gerlinger, M. Noweski (2012b): Staatliche Akteure, in: Bundeszentrale für politische Bildung

o.V. Verband Forschender Arzneimittelhersteller e.V. (2020): Wie wirken Impfstoffe? | Informationen des vfa. URL: https://www.vfa.de/de/arzneimittel-forschung/impfen/weckruf-ans-immunsystem-wie-impfstoffe-wirken, Abruf am 14.08.2020

o.V. World Health Organization (2003): Strategic plan for measles and congenital rubella infection in the European Region of WHO

o.V. World Health Organization (2012): Global Measles and Rubella Strategic Plan 2012-2020

o.V. World Health Organization (2020): WHO UNICEF estimates of MCV2 coverage. URL: https://apps.who.int/immunization_monitoring/globalsummary/timeseries/tswu coveragemcv2.html, Abruf am 27.08.2020

Anmerkung der Redaktion: vergrößerte Darstellung der Abbildung 1

RKI - Impfkalender 2019/2020

Impfung	Alter in Wochen	Alter in Monaten						Alter in Jahren				
	6	2	3	4	11	12	15	5 - 6	9 - 14	15 - 16	ab 18	ab 60
Rotaviren [b]	G1 [a]		G2	(G3)								
Tetanus [b]		G1		G2	G3 [c]			A1	A2		A [e]	A [e]
Diphtherie [b]		G1		G2	G3 [c]			A1	A2		A [e]	A [e]
Pertussis [b]		G1		G2	G3 [c]			A1	A2		A3 [e]	A3 [e]
Hib [b] H.influenzae Typ b		G1		G2	G3 [c]							
Poliomyelitis [b]		G1		G2	G3 [c]				A1			
Hepatitis B [b]		G1		G2	G3 [c]							
Pneumokokken [b]		G1		G2	G3 [c]							S [g]
Meningokokken C						G1						
Masern					G1		G2				S [f]	
Mumps, Röteln					G1		G2					
Varizellen					G1		G2					
HPV Humane Papillomviren									G1 [d] G2 [d]			
Herpes zoster											G1 [h]	G2 [h]
Influenza												S (jährlich)

Erläuterungen

a   Erste Impfstoffdosis bereits im Alter von 6 Wochen, je nach verwendetem Impfstoff 2 bzw. 3 Impfstoffdosen im Abstand von mind. 4 Wochen

b   Frühgeborene: zusätzliche Impfstoffdosis im Alter von 3 Monaten, d.h. insgesamt 4 Impfstoffdosen

c   Mindestabstand zu vorangegangenen Dosis: 6 Monate

d   Zwei Impfstoffdosen im Abstand von mind. 5 Mon., bei Nachholimpfungen im Alter > 14 J oder bei Impfabstand < 5 Mon. ist zw. 1. und 2. Dosis eine 3. Dosis erforderlich

e   Td-Auffrischimpfung alle 10 Jahre. Nächste fällige Td-Impfung einmalig als Tdap bzw. bei entsprechender Indikation als Tdap-IPV-Kombinationsimpfung

f   Einmalige Impfung mit einem MMR-Impfstoff für alle nach 1970 geb. Pers. ≥ 18 Jahre mit unklarem Impfstatus, ohne Impfung oder mit nur einer Impfung in der Kindheit

g   Impfung mit dem 23-valenten Polysaccharid-Impfstoff

h   Zweimalige Impfung mit dem adjuvantierten Herpes-zoster-Totimpfstoff im Abstand von mind 2 bis max. 6 Mon.

Empfohlener Impfzeitpunkt

G: Grundimmunisierung (in bis zu 3 Teilimpfungen G1-G3)

A: Auffrischimpfung

S: Standardimpfung

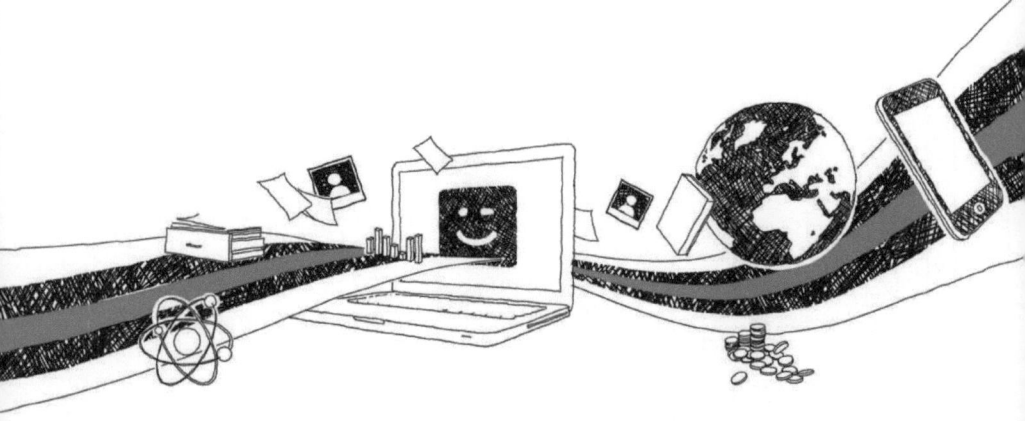
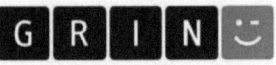